I0407316

Hypertension artérielle:

40 super-aliments qui abaissera naturellement votre pression artérielle

Auteur

Arnold Yates

Hypertension artérielle

Table des matières

Introduction

La tension artérielle se rapporte à la force exercée sur les parois artérielles, lorsque le cœur pompe le sang. La grande quantité de force sur les parois des artères sur une longue période de temps est appelée hypertension artérielle.

Hypertension artérielle ou l'hypertension est l'un des problèmes de santé plus courants associés à un mode de vie. Le problème est plus fréquent chez les adultes plus âgés que dans les jeunes générations.

Des estimations récentes de l'American Heart Association (AHA) indiquent que les 65 millions d'Américains adultes qui se traduisent à environ 1 à 3 personnes ont une pression artérielle élevée. La condition est plus fréquente et plus grave chez les populations afro-américaines par rapport à la population de race blanche.

Hypertension artérielle

L'hypertension artérielle est également répandu dans d'autres parties du monde et on estime qu'il tue 1 milliard de personnes dans le monde. Avec le mode de vie moderne ponctuée en mangeant des pauvres et des modes de vie sédentaires, la prévalence de l'hypertension artérielle augmente progressivement.

Une tension artérielle normale est dénotée comme 120/80 mmHg. Le nombre plus élevé (120) se réfère à la pression artérielle systolique lorsque le cœur pompe avec force le sang dans les artères. Le chiffre le plus bas donne une lecture de la pression diastolique est la pression lorsque le coeur se trouve entre deux battements.

Si la lecture de la pression artérielle est toujours légèrement supérieure à 120/80 mmHg, la condition est appelée préhypertension qui place les personnes à risque élevé de contracter l'hypertension artérielle. Des mesures doivent être prises pour prévenir l'hypertension artérielle se transforment en l'État entièrement soufflé.

L'hypertension artérielle est diagnostiquée d'une lecture supérieure à 140/90 mmHg et est souvent désigné comme le tueur silencieux et avec raison. Il ira plus souvent inaperçu et il n'a pas de symptômes ouvertement identifiables. Classent les professionnels de la santé hypertension artérielle en deux étapes : l'étape I hypertension artérielle de lectures de 140-159/90 à 99 et Stage II hypertension artérielle de lectures 160/100 ou supérieurs. L'hypertension artérielle est liée à d'autres problèmes de santé graves comme les accidents vasculaires cérébraux, maladie coronarienne, insuffisance rénale, crise cardiaque et autres problèmes de santé et risques.

Il est important pour les personnes ayant une pression artérielle élevée comprendre la condition et les moyens par lesquels ils peuvent gérer efficacement la condition et également éviter ce problème, le cas échéant. L'information est également utile pour les soignants et les personnes qui vivent avec les patients de l'hypertension artérielle.

Chapitre premier :

Quelles Causes hypertension artérielle

Les causes exactes de l'hypertension artérielle ne sont pas bien connues, mais un certain nombre de facteurs ont été identifié dans le développement de la condition.

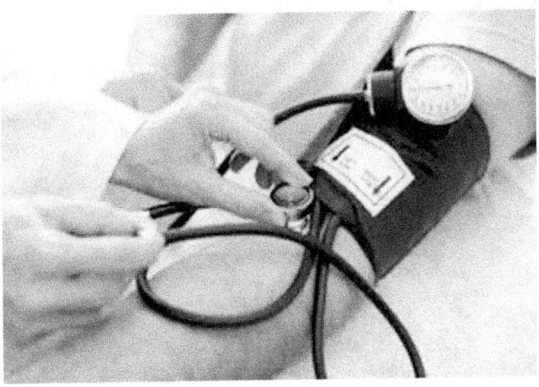

Fig : Prendre des lectures de tension artérielle

Hypertension artérielle

Il existe deux types d'hypertension artérielle selon la cause.

I. primaire/Essential hypertension – l'hypertension qui n'a pas de cause identifiable. Il peut cependant être liée à un certain nombre de facteurs de risque et se développera progressivement au fil des ans.

L'hypertension secondaire II – C'est l'hypertension artérielle causée par une santé sous-jacente. Hypertension secondaire apparaîtra souvent soudainement et est associée à des lectures de tension artérielle plus élevées par rapport à l'hypertension essentielle. Les conditions les plus courantes associées à une pression artérielle élevée secondaire sont des malformations congénitales des vaisseaux sanguins, apnée obstructive du sommeil, problèmes de thyroïde, des problèmes rénaux et des problèmes de glande surrénale.

Nous avons un regard sur les causes courantes de l'hypertension artérielle.

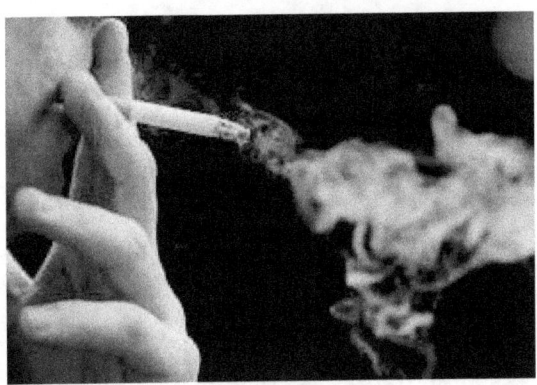

a)

Tabagisme – l'usage du tabac à fumer ou mâcher est connu pour causer une augmentation temporelle de la tension artérielle. La nicotine aux côtés d'autres produits chimiques dans le tabac va détruire à long terme des parois artérielles, rendant les artères pour affiner. L'effet qui en résulte est que la pression artérielle tend à augmenter. Des effets similaires sont également causés par la fumée.

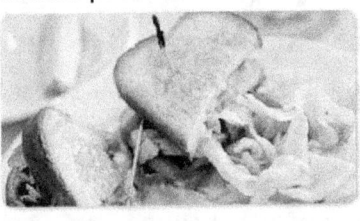

Une alimentation riche en sodium et faible
Vous met en valeur nutritive
À risque élevé d'HBP.

b)

alimentation – la majorité de la restauration rapide, mais aussi les aliments cuits au four portent une double menace de causer l'obésité en raison de la teneur élevée en calories et la menace de porter trop de sel car la plupart des ingrédients sont les aliments transformés. Ces deux menaces ont un effet profond sur la tension artérielle.

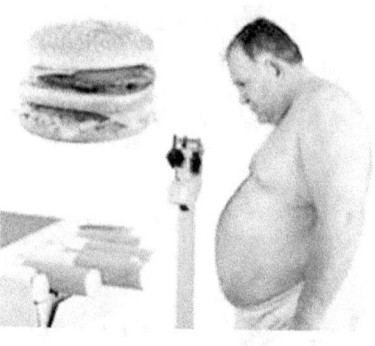

c) étant en surpoids ou obèse augmente le risque de développer une hypertension artérielle. Un indice de masse corporelle (IMC) entre 25 et 30 est considéré en surpoids. Un indice de masse corporelle plus de 30 ans est considéré comme obèse. Environ les deux-tiers des adultes américains sont en surpoids ou obèses. Environ un enfant sur trois aux États-Unis 2 à 19 ans sont en surpoids ou obèses. Excès de poids augmente la pression exercée sur le coeur, augmente le taux de cholestérol et de triglycérides sanguins et abaisse le taux de HDL (bon cholestérol). Il peut aussi rendre plus susceptibles de développer diabète. Perdre aussi peu que 10 à 20 livres peut aider à abaisser votre tension artérielle et votre risque de maladies cardiovasculaires. Pour perdre du poids sainement et avec succès — et le maintenir — la plupart des gens ont besoin soustraire environ 500 calories par jour à partir de leur régime alimentaire pour perdre environ 1 livre par semaine.

d) (absence d'activité physique augmente le risque de l'obésité et l'hypertension artérielle. Ceux qui n'est pas physiquement actifs ont tendance à avoir des taux plus élevés de cœur. Aujourd'hui, les routines quotidiennes sont caractérisés par des heures assis à un bureau à l'aide d'ordinateurs et la navigation sur internet, regarder des émissions de télévision et utilisant des dispositifs allégeant innombrables qui en effet signifie que vous pouvez facilement tomber dans l'inactivité. Mais la prise en charge de votre condition physique en se livrant à l'exercice peut être l'une des meilleures façons de prévenir l'hypertension artérielle.

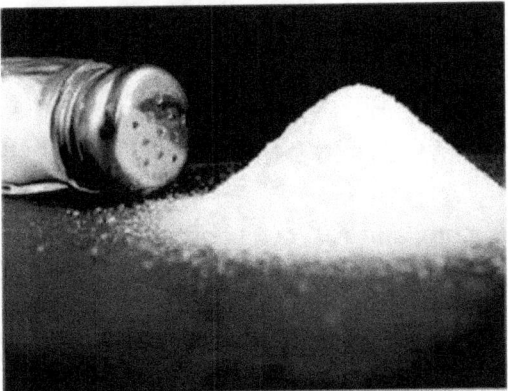

e) trop de sel est associé à la forte incidence de l'hypertension essentielle. Sel rend votre corps à conserver l'eau. L'eau supplémentaire stockée dans votre corps déclenche votre tension artérielle. Personnes hypertendues sont sensibles à des quantités élevées de sel qui augmente la pression artérielle en raison de la rétention d'eau.

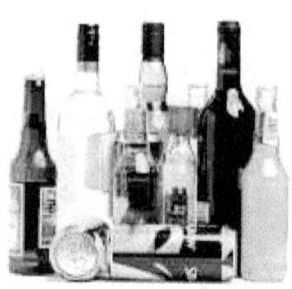

TOUS LES CO CREUX

f) trop grande consommation d'alcool endommage le cœur. Il ne faut pas plus de deux verres par jour pour les hommes et plus d'un boivent par jour pour les femmes. Répétées de consommation excessive d'alcool peut entraîner à long terme augmente la tension artérielle. Aussi, l'alcool contient beaucoup de calories et peut-être contribuer au gain de poids non désirée, un facteur de risque d'hypertension artérielle.

g) des contraintes élevées entraînent une augmentation temporaire de la pression artérielle et peuvent aggraver les problèmes chez les personnes qui ont déjà une pression artérielle élevée. Dans des situations stressantes, le corps produit des hormones qui temporairement augmentent votre tension artérielle en provoquant le cœur à battre plus vite que vos vaisseaux sanguins.

h) sexe est une autre cause d'hypertension artérielle. Hommes plus adultes que les femmes ont une pression artérielle élevée. Cependant, les femmes plus jeunes âgés de 18 à 59 ans sont plus susceptibles par rapport aux hommes du même âge pour connaître et Rechercher un traitement pour la tension artérielle. Plus de 60 ans les femmes ont la même probabilité que les hommes d'être au courant d'et qui demandent un traitement pour l'hypertension artérielle. La seule différence est que le contrôle de la pression sanguine est plus faible chez les femmes plus de 60 ans que c'est chez les hommes du même groupe d'âge.

i) génétique facteurs – facteurs génétiques susceptibles de jouer un rôle dans l'hypertension artérielle, maladies cardiaques et l'autre les conditions. Plusieurs gènes ont été identifiés qui causent de la tension artérielle élevée surtout ceux qui modifient le système rénine-angiotensine. Toutefois, il est également probable que les personnes ayant des antécédents familiaux d'hypertension artérielle partagent environnements courants et autres facteurs potentiels qui augmentent leur risque.

Le risque d'hypertension artérielle peut augmenter encore plus quand l'hérédité combine avec des choix de mode de vie malsain, telles que fumer des cigarettes et manger une alimentation déséquilibrée.

j) antécédents d'hypertension artérielle – vous êtes plus susceptibles d'obtenir une pression artérielle élevée, si d'autres membres de votre famille ont, ou ont eu, une pression artérielle élevée.

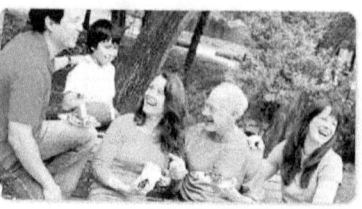

Couleur des yeux n'est pas votre seul Caractère héréditaire. Vous pouvez Partager également un risque pour l'HBP

Membres de la famille ont beaucoup en commun. Ils partagent des gènes, les comportements, modes de vie et des environnements qui peuvent influencer leur santé et leur risque d'hypertension artérielle. L'hypertension artérielle peut fonctionner dans une famille, et votre risque d'hypertension artérielle peut augmenter basée sur votre âge et votre race ou origine ethnique.

k) la ménopause – la pression artérielle augmente généralement après la ménopause. Le début de la ménopause est associé à des changements hormonaux qui ont tendance à causer ou sont associés à l'hypertension artérielle. Liées à la ménopause les changements hormonaux chez les femmes peuvent conduire à la prise de poids et de prendre votre tension artérielle plus réactive au sel dans votre alimentation. En outre, certains des types courants de traitement hormonal utilisé pour la ménopause peuvent contribuer à l'augmentation des niveaux de pression artérielle.

l) Manque d'ou trop peu de vitamine D dans votre alimentation peut affecter une enzyme produite par vos reins qui régulent la tension artérielle, menant à l'hypertension artérielle. Potassium affecte l'équilibre des fluides dans le corps.

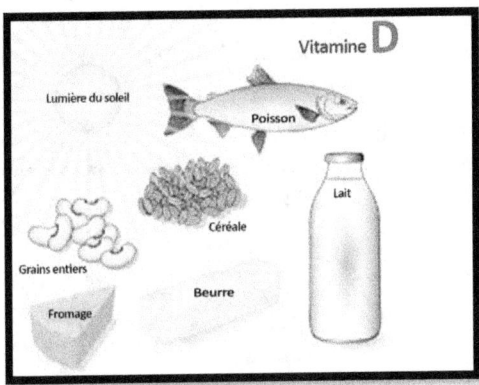

Fig : Source de vitamine D

Consommation insuffisante de potassium dans l'alimentation peut entraîner l'accumulation de trop de sodium dans les cellules conduisant à la rétention de liquide et causer de l'hypertension artérielle. Trop de potassium peut être dangereux, surtout chez les personnes souffrant de troubles rénaux. L'insuffisance rénale chronique entraîne la tension artérielle élevée. Personnes atteintes de maladies rénales sont beaucoup plus susceptibles de développer l'hypertension artérielle, cardiopathies, ou avoir un accident vasculaire cérébral.

m) surrénale et troubles de la thyroïde sont reconnues comme causes de l'hypertension secondaire du sang. Personnes souffrant d'hypothyroïdie ont deux fois le risque accru de développer de l'hypertension artérielle par rapport à des gens normaux. Faibles quantités d'hormones thyroïdiennes peuvent ralentir le rythme cardiaque qui touche le pompage flexibilité mur de force et des vaisseaux sanguins. Les deux conduira à une augmentation de la tension artérielle.

n) apnée du sommeil est un état de sommeil associé à l'hypertension artérielle. L'apnée du sommeil se caractérise par l'arrêt de la respiration en raison de voies respiratoires bloc.

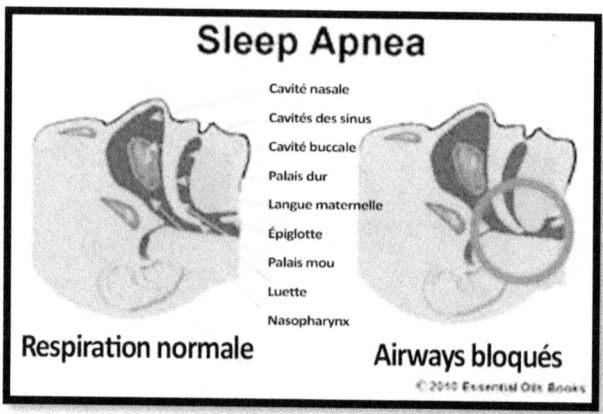

Fig : L'apnée du sommeil, un état de sommeil provoque une pression artérielle élevée

Ces épisodes d'apnée produisent élévation de pression systolique et diastolique qui maintiennent des niveaux de pression sanguine moyenne élevée pendant la nuit. L'hypertension peut aussi être causée par sur-activité du système nerveux sympathique et altérations de la fonction vasculaire et structure causée par l'inflammation et du stress oxydant.

o) course – hypertension artérielle est plus fréquente chez la population noire développe souvent à un âge plus précoce qu'il fait chez les blancs. Des complications graves, telles que l'accident vasculaire cérébral, crise cardiaque et d'insuffisance rénale sont également plus fréquentes chez les noirs. Autres personnes à un risque accru d'hypertension artérielle sont des gens d'Asie du Sud.

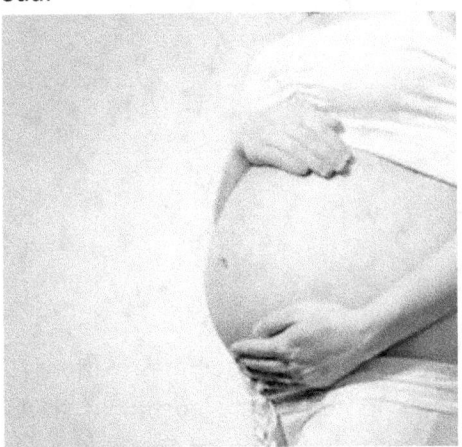

Fig : La grossesse est liée à la pression artérielle

p) enceintes sont à haut risque de l'hypertension artérielle cause de facteurs tels que la sédentarité, mauvaises habitudes p. ex. le tabagisme, âge maternel, transportant plus d'un bébé, l'embonpoint, première fois grossesses et antécédents d'hypertension artérielle.

q) les femmes qui prennent des contraceptifs oraux courent un risque élevé d'hypertension artérielle. Pilule contraceptive et les dispositifs de contraception hormonale contiennent des hormones qui peuvent augmenter votre tension artérielle de différentes manières comme le rétrécissement des vaisseaux sanguins plus petits. La majorité de toutes ces pilules contraceptives, patchs et anneaux vaginale viennent avec l'avertissement que l'hypertension artérielle peut être un effet secondaire.

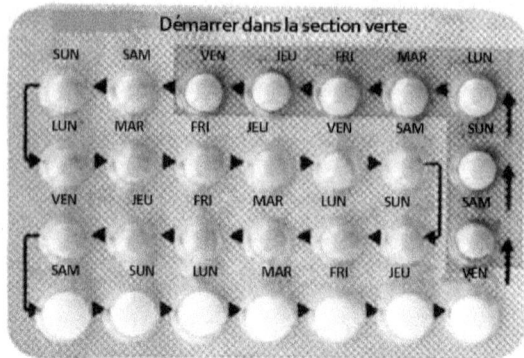

Fig : pilule contraceptive

Il est important que les femmes parlent de leurs professionnels de la santé lorsqu'ils décident de prendre des contraceptifs hormonaux et d'obtenir des bilans de santé réguliers pour dépister les problèmes de santé graves.

r) âge - le risque d'hypertension artérielle augmente à mesure que les gens vieillissent. Comme les adultes plus âgés vivent plus longtemps, ils peuvent souffrir d'une ou plusieurs maladies chroniques. Ils peuvent aussi avoir un problème de santé qui peut conduire à une autre condition ou blessure si elle n'est pas correctement géré.

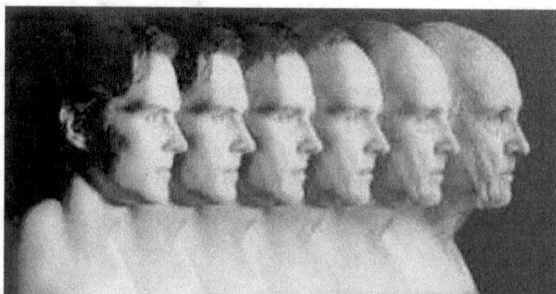

D'environ 45 ans d'âge, l'hypertension artérielle est plus fréquente chez les hommes alors que le risque d'hypertension artérielle chez les femmes a tendance à augmenter après l'âge de 65 ans. Le plus grand risque d'hypertension artérielle est dans les personnes âgées qui souffrent de l'obésité, le diabète et l'insuffisance rénale chronique

s) médicaments – il y a un certain nombre de médicaments qui provoquent une augmentation des niveaux de pression artérielle. Certains de ces médicaments sont des drogues récréatives comme la cocaïne et les amphétamines, la pilule contraceptive combinée, médicament stéroïde, certains sirops contre la toux et le rhume, médicaments anti-inflammatoires non stéroïdiens (AINS) comme l'ibuprofène et le naproxène, remèdes de fines herbes qui contiennent la réglisse et sélectifs de la sérotonine-noradrénaline recapture inhibiteur (SSNRI) antidépresseur par exemple venlafaxine.

Ces médicaments peuvent changer la façon dont votre organisme contrôle des équilibres liquides et sels, d'autres peuvent causer la constriction des vaisseaux sanguins, ou encore d'autres peuvent influencer le fonctionnement du système rénine-angiotensine-aldostérone menant à l'hypertension artérielle.

Ces médicaments devraient être évités ou utilisés sous la direction de votre médecin, après examen de votre état de santé.

Chapitre deux :

Comment prévenir l'hypertension artérielle

La prévention de l'hypertension artérielle commence avec un certain nombre d'activités ou des interventions qui entourent les choix de vie et le maintien du poids corporel sain.

La combinaison des étapes suivantes vous mettra sur le chemin d'accès à la santé qui est libérée de l'hypertension artérielle.

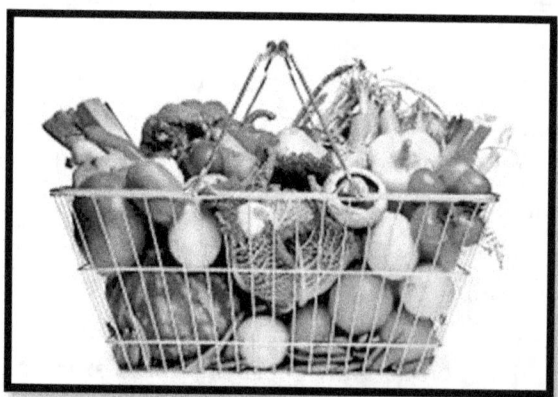

Figue : Choix alimentation saine

Suivre un régime alimentaire sain qui se caractérise par un régime de légumes verts, fruits frais, grains entiers, légumineuses, riches en poissons en acides gras oméga-3 et des produits laitiers faibles en matières grasses. Aliments à éviter incluent la viande rouge, les aliments sucrés et boissons et huile de noix de coco.

- Limiter la consommation de sel (sodium) au niveau bas, mais en bonne santé pour garder le corps en bon état. Cela signifie que vous choisissez et préparez des aliments qui sont plus faibles teneur en sel ou sans sel ajouté. Vous pouvez également limiter l'utilisation de la salière sur la table du dîner.

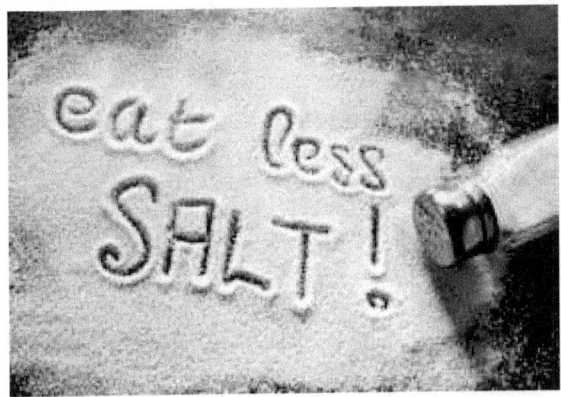

Fig : Manger des quantités moindres de sel empêchera l'hypertension artérielle

Dans l'ensemble, la consommation de sodium ne doit pas dépasser 2 300 mg par jour.

Les approches diététiques pour arrêter les plans de l'hypertension (DASH) sont conçus pour les patients de l'hypertension artérielle. Le régime alimentaire du tableau de bord souligne que les gens consomment des grains entiers, fruits et légumes qui sont faibles en cholestérol, graisse et le sel. Il souligne également l'importance d'un mode de vie actif.

- Gestion stress bien relaxant et en créant la capacité de faire face aux problèmes garantira la santé tant physique qu'émotionnelle.

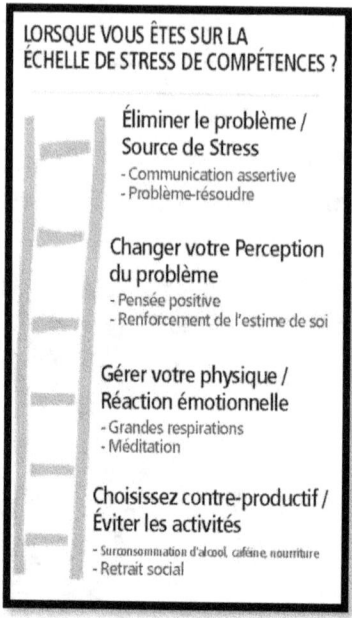

Fig : Moyens de faire face au stress

Méthodes de réduction du stress peuvent inclure l'activité physique, se détendre, écouter de la musique, pratiquant l'yoga et la méditation.

- Être et rester physiquement actif réduit le risque d'hypertension artérielle et d'autres problèmes de santé.

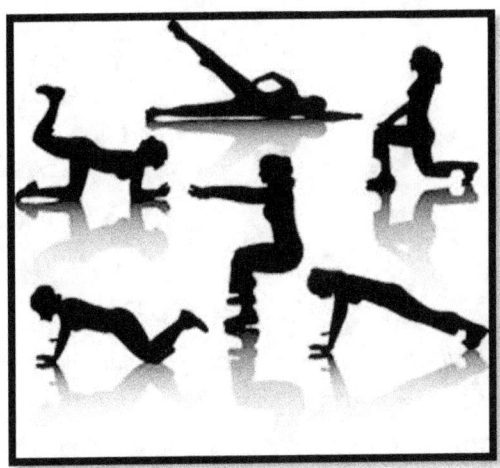

Fig : L'activité physique aide à maintenir la santé du cœur

Consultez votre médecin pour savoir si il est sans danger pour vous engager dans différents types d'activités physiques. Le seuil est pour les gens de participer à des exercices d'intensité modérée aérobie au moins 2 heures et 30 minutes chaque semaine, ou intensité des exercices d'aérobie au moins 1 heure et 15 minutes par semaine.

- Maintien du poids corporel sain est important pour le contrôle de l'hypertension artérielle et pour la réduction du risque de maladie cardiaque.

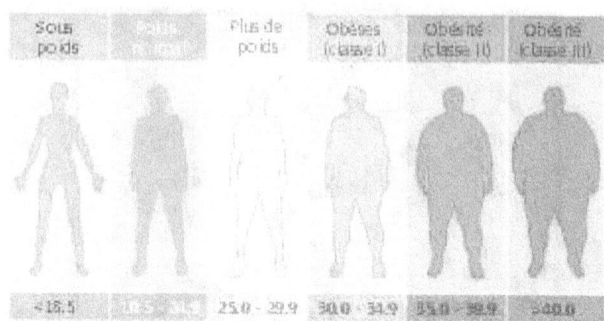

Fig : Maintenir un IMC sain gardera une pression artérielle élevée dans la baie

Ceux qui est en surpoids ou obèses devrait essayer de perdre du poids, d'améliorer les facteurs importants tels que des lectures de tension artérielle, pour abaisser le cholestérol LDL et augmenter le cholestérol HDL.

Le meilleur indicateur de leur surpoids ou obèses est l'indice de masse corporelle (IMC) qui mesure le poids par rapport à la hauteur. La gamme saine est un IMC entre 18,5 et 24,9 et quelque chose de supérieur à 25 est en surpoids ou obèses.

- Consommation d'alcool devrait être limitée aux niveaux recommandés par jour. Une consommation excessive d'alcool augmente le taux de triglycérides, un type de gras trouvés dans le sang et déclenche également la tension artérielle.

Fig : Réguler la consommation d'alcool

L'alcool contient également une quantité excessive de calories qui conduisent à la prise de poids et prédisposant les personnes à l'hypertension artérielle.

Le seuil est hommes n'aient pas plus de deux verres contenant de l'alcool par jour tandis que les femmes n'aient pas plus d'une boisson contenant de l'alcool par jour. Une boisson représente 12 onces de bière ou 5 onces de vin.

Chapitre 3

Conseils de cuisson faible en Sodium

L'American Diabetes Association, indiquant que la personne moyenne consomme l'équivalent de 3 400 mg de sodium par jour contre un recommandé 2 300 mg par jour, il est important que les gens rogner sur la consommation de sodium.

Consommation de faible teneur en sodium est possible en diminuant la quantité de sodium dans l'alimentation. Alimentation faible en sodium est particulièrement importante pour les personnes souffrant d'hypertension artérielle et autres maladies cardiaques. En diminuant la quantité de sodium dans leur régime alimentaire, les patients hypertendus efficacement réduira le risque d'accident vasculaire cérébral ou d'infarctus.

La plus grande source de sodium dans le régime alimentaire est les aliments transformés ainsi que des aliments préparés dans les restaurants et autres restaurants. Un gros morceau d'aliments contiennent de nombreuses sources cachées du calcium qui rend difficile pour les gens à faire des choix sains. Les conseils suivants seront avèrent utiles dans le but de réduire la quantité de sodium dans les aliments.

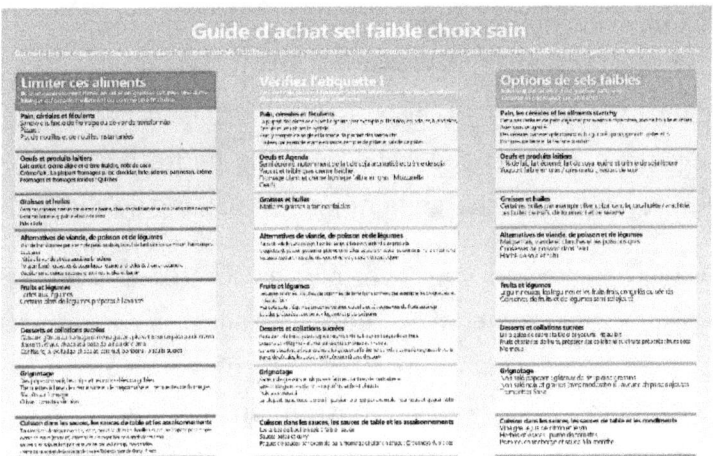

Fig : Faible sel guide des ingrédients de cuisine

Utiliser des aliments frais plutôt que les aliments transformés. Vous devez inclure des aliments frais comme les haricots secs, des noix non salées et des graines, des légumes et des fruits dans votre alimentation afin de remplacer l'utilisation d'aliments transformés.

Autres aliments pouvant être inclus dans leur régime alimentaire sont des grains entiers comme le riz brun, l'avoine, le riz sauvage, boulgour, quinoa et orge de grains entiers qui n'ont pas été préparés avec du sel.

Ces tentatives aidera certainement à réduire la consommation de sodium et d'améliorer la qualité dans l'ensemble des éléments nutritifs de plats préparés. Le repas au restaurant et les aliments transformés doivent être progressivement éliminées du régime.

Cook plus à la maison pour s'assurer que vous préparez un repas sain. Manger à l'extérieur est la principale cause de sodium chargement avec aussi peu que la norme à emporter pack d'un cheeseburger, une petite portion de frites et diète soda chargement jusqu'à 950 mg de sodium.

Cuisiner à la maison, vous avez plus de contrôle sur ce que vous serez préparer comme repas et manger. Il commence par maintien le garde-manger, le réfrigérateur et le congélateur est stocké avec des options de faible teneur en sodium qui aideront à préparer les repas et même préparer des repas rapides quand le temps est limité.

Assurez-vous que vous connaissez les aliments qui contiennent la plus haute teneur en sodium. Il vous aidera à faire en sorte qu'ils sont évités entièrement ou elles sont limitées dans leur utilisation pour préparer les repas.

Les aliments à éviter sont les aliments en conserve, mélanges de riz, condiments, les collations salées par exemple bretzels, aliments marinés, pâtes, repas congelés/prêt, fromage et charcuterie qui contient de très grandes quantités de sodium.

Pour les aliments emballés, vérifier les étiquettes pour la teneur en sodium. Quoi que vous recherchez ? Vérifiez l'étiquette pour la quantité de sodium déclarée sur l'étiquette. Les aliments gratuit de sodium contiennent moins de 5mg de sodium par portion. Recherchez des ingrédients tels que le bicarbonate de soude, cubes de bouillon, bouillons et condiments (moutarde, ketchup et la sauce barbecue), la poudre à pâte, attendrisseurs à viande, le glutamate monosodique (MSG), pansements, benzoate de sodium, la sauce de soja et sels chevronnés qui sont tous riches en sel.

Ces aliments devraient être utilisés en très petites quantités si ils doivent être utilisés. Par ailleurs, la majorité de ces aliments est pauvre en éléments nutritifs et doit être évitée.

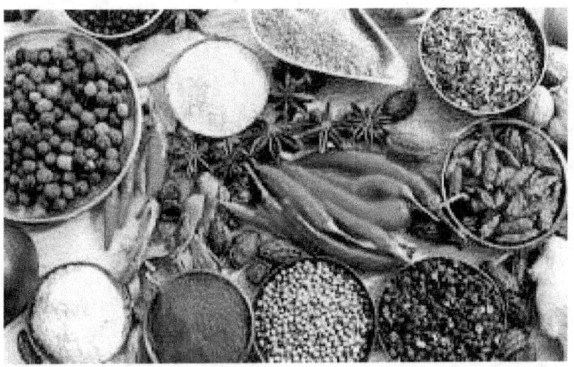

Fig : Assaisonnement Alternative peut être utilisée à la place de sel

Apprendre à saveur ou saison des aliments avec des épices autre que du sel. Peu de gens savent que vous pouvez aromatiser aliments sans sel. Il y a effectivement beaucoup d'options disponibles à travers lequel assaisonner des aliments à la maison.

Vous pouvez essayer les options telles que le basilic est utilisé sur les légumes et les viandes maigres, p. ex. poulet et le poisson, poudre de piment est bonne pour ragoûts, séché thym qui est également bon pour les viandes et le cumin. Autres options excellent assaisonnement sont romarin séché et frais, ail, cannelle, séchée origan, oignons, persil, menthe fraîche, gingembre et piment rouge broyé.

Fuir les instructions fournies dans les recettes d'adapter faire un plat qui est faible en sodium. Par conséquent, si la recette nécessite une pincée de sel, remplacez-le par une plante de choix.

Réduire les apports de sodium en utilisant la plus petite quantité de sel dans les aliments et en retirant même la salière de la table de dîner. Sel contribue à environ dix pour cent de l'apport en sodium total. Le sel est un goût acquis qui peut être progressivement réduit à des niveaux sains. Une réduction de 25 % dans la quantité de sel utilisée lors de la préparation d'un repas se passent souvent inaperçue.

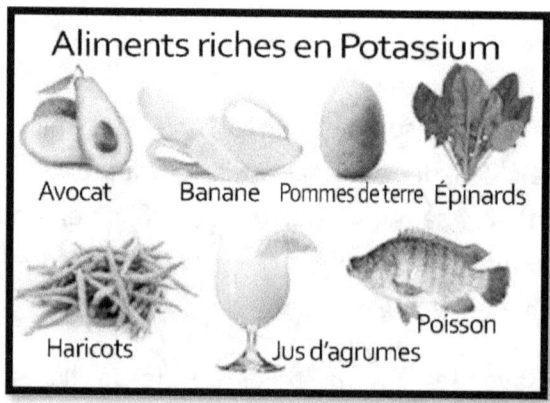

Fig : Exemples d'aliments de forte concentration de potassium et légumes

Manger une grande quantité de fruits et légumes car ils sont riches en potassium qui aide pour atténuer l'impact de sodium chez les personnes de prédisposition aux problèmes cardiaques tel l'hypertension artérielle. Les fruits riches en potassium et les légumes sont bananes, abricots secs, haricots, melons, oranges, pommes de terre et les tomates.

En conclusion, le sodium est un nutriment essentiel requis par le corps pour nombreuses fonctions mais peut-être le plus important est maintenir l'équilibre de l'eau dans les cellules du corps. Les besoins quotidiens en sodium 500 milligrammes doivent toujours être respectées mais dose journalière ne doit jamais dépasser 2 300 mg.

Trop de sodium est un problème facile à résoudre que trop peu de sodium dans le corps. Il convient par conséquent, toutes les tentatives pour s'assurer que le niveau de sodium alimentaire quotidien recommandé est remplie.

Chapitre 4

Planification des repas

Repas de planification pour les personnes ayant une pression artérielle élevée peuvent sembler une tâche ardue. Mais c'est sans aucun doute, une mesure qui va prolonger et préserver la qualité de vie d'économie de la santé.

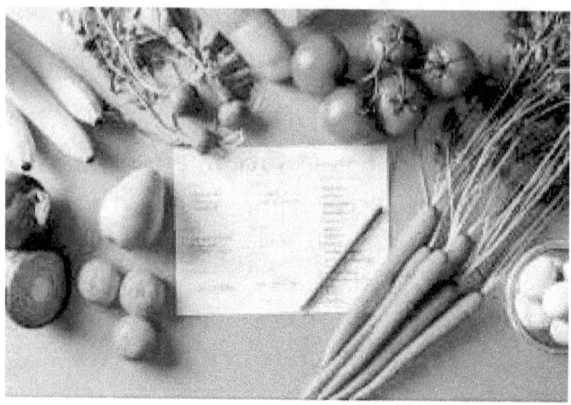

Fig: Meticulously plan your meals

Fig : Planifiez soigneusement vos repas

Une bonne stratégie à adopter lors de la préparation des repas qui sont nutritionnellement sain et faible niveau de sodium est que le modèle de la plaque. Création de la plaque vous permet de choisir les types d'aliments que vous voulez et a côté de cela vous permet d'avoir la taille des portions recommandées.

Le modèle de la plaque est plus adapté pour les patients de l'hypertension artérielle dans leurs efforts pour réduire les apports sodés et à maintenir un poids corporel sain. elle est caractérisée par une grande quantité de légumes non féculents qui sont riches en éléments nutritifs comme le potassium qui va contrecarrer les effets du sodium d'autres types d'aliments. La moitié de la plaque sera remplie de légumes non féculents tels que les verts, les tomates et les carottes. Herbes et épices seront ajoutés pour une saveur supplémentaire au lieu du sel. Tous les aliments doivent être préparés avec les méthodes de cuisson saines comme rôtir, griller, cuire à la vapeur, ou les faire sauter.

Le plan suivant, composé de sept étapes vous mettra sur la voie d'alimentation saine faible en sodium.

i. avec l'utilisation de l'assiette standard, tracez une ligne vers le bas au milieu de la plaque. Sur une moitié de la plaque, diviser en deux pour finir avec un total de trois pièces sur la plaque.

II. remplir la plus grande section/secteur non féculents optant pour les produits frais.

III. dans l'une des deux petites sections, mettre les céréales et les féculents qui ont des niveaux de faible teneur en sodium.

IV. dans la deuxième petite section, ajoutez vos protéines saines, optant pour des viandes maigres comme le poulet et le poisson.

v. Ajouter une portion de fruits pour le plan de repas.

VI. choisir les graisses saines en petites quantités à la fois pour la cuisson et dans vos salades.

VII. pour terminer le repas, ajouter une boisson hypocalorique comme l'eau, de café ou de thé non sucré.

Lors de la planification des repas, gardez toujours à l'esprit que pratiquement n'importe quelle recette peut facilement être transformé en une recette faible en sodium. La première étape de planification est de savoir et début éliminant les aliments qui contiennent des niveaux extrêmement élevés de sodium transformés. Ces aliments contiennent des niveaux élevés de sodium qui est utilisée comme agent de conservation.

- Acheter les fruits et légumes au lieu d'aller pour les légumes en conserve.

- Acheter fraîches de volaille, de poisson et de viande au lieu de variétés transformées ou fumées

- Cuisson riz brun au lieu de types instantanées ou aromatisés ou prétraitées.

- Faire cuire entiers au four pommes de terre au lieu de pommes de terre instantanées ou aromatisés.

- Rinçage des aliments comme le thon pour enlever le fluide de sodium à haute dans laquelle ils sont conservés en conserve.

Une autre étape de planification est de trouver l'alternative au sel commun utilisé pour ajouter de la saveur aux aliments. Trouver un bon substitut de sel dégustation qui ne contient-elle pas de sodium ou de chlorure de potassium qui transporte un goût métallique. Utiliser des assaisonnements frais par exemple, persil, tomates, menthe, romarin comme assaisonnements perdent leur saveur ou obtenir un obtenir un changement de saveur quand ils commencent à vieillir. Vous cherchera à obtenir la saveur naturelle maximale selon l'assaisonnement.

Chapitre 5

Le petit déjeuner

Petit déjeuner pauvre en sodium devrait être la façon de commencer la journée pour les patients souffrant d'hypertension artérielle. Les régimes alimentaires sont également la meilleure façon de commencer la journée pour les adultes d'âge moyen, mais aussi les personnes âgées qui se trouvent à haut risque d'hypertension artérielle et autres maladies cardiaques.

L'idée générale est de limiter l'inclusion de salaison, de beurre et de plats salés oeufs qui contiennent une quantité élevée de sodium. Changements subtils dans la préparation du petit déjeuner rendra saines et contenant de faibles quantités de sodium.

Choisir les variétés de faible teneur en sodium de la viande ou faire votre propre petit déjeuner viande. Les charcuteries transformés tels que bacon ou saucisse contiennent des quantités très élevées de sodium.

Éviter le pain et céréales produits vendus sur étagère car ils contiennent du sodium à base de préservatifs. Utilisez plutôt les flocons d'avoine maison ainsi que de faire vos propres des pâtisseries et des produits de boulangerie sans ajout de sel comme un élément de petit déjeuner.

Choisissez de beurre non salé ou utilisation polyinsaturée ou monoinsaturés huiles pour préparer un petit déjeuner pauvre en sodium. Pour les produits laitiers, utilisez le lait faible en gras et d'yogourt faible en gras et de fromage faible en sodium. Œufs doivent être préparés sans adjonction de sel préférant utiliser des herbes et des épices comme l'oignon et l'ail.

Enfin, ajoutez les fruits et légumes frais qui sont faibles en sodium pour votre petit déjeuner. Inclure les tranches de fruits et légumes comme les épinards aux smoothies, omelettes et crêpes pour enrichir votre petit déjeuner.

Exemples de recettes bon petit déjeuner sont :

Gruau de grand-papa Hubbard

Ingrédients

- 3/4 tasse d'eau

- 1/4 tasse de cassonade

- 2 tasses flocons avoine

- 4 cuillères à café de beurre

- 1 pincée de sel

- 4 cuillères à soupe de lait

- 1/4 tasse de cassonade

- 1 tasse non colorant à café

Directions

1. dans une casserole moyenne, faire chauffer l'eau à ébullition. Réduire le feu à faible ; remuer à l'avoine et le sel. Faire cuire jusqu'à ce que l'avoine ont épaissi, environ 5 minutes.

2. Placer 1 cuillère à café de beurre et 1 cuillère à soupe de cassonade dans le fond de chacune quatre desservant les bols. Gruau de cuillère dans chaque bol et remuer jusqu'à ce que le beurre et le sucre sont fondus. Verser 1/4 tasse de crème et 1 cuillerée à soupe de lait sur chaque bol. Retour en haut de chaque service avec une autre cuillère à soupe de sucre brun. Servir chaud.

Temps total nécessaire pour préparer est de 30 minutes

Popovers

Ingrédients

- 2 cuillères à soupe de beurre non salé, froid

- 1 tasse de farine tout usage

- 3 œufs

- 1/4 c. à thé sel

- beurre 1 cuillère à soupe non salé, fondu

- 1 tasse de lait

Directions

1. Préchauffer le four à 220 ° C.

2. Pulvérisez un pan de kangourou un enduit antiadhésif. Placez la casserole sur la grille du centre du four et préchauffer pendant 2 minutes.

3. mélanger la farine, le sel, oeufs, lait et le beurre fondu jusqu'à ce qu'il ressemble à une crème épaisse, environ 1 à 2 minutes.

4. couper le beurre froid en 6 morceaux de même. Placer 1 morceau de beurre dans chaque pan coupe et place au four jusqu'à ce que le beurre est pétillant (environ 1 minute).

5. Remplissez chaque moitié plein de pâte et faire cuire 20 minutes. Réduisez la température à 325 ° F (165 degrés C) et cuire au four pendant encore 15 à 20 minutes.

Temps total nécessaire pour préparer est de 2 heures.

Chapitre 6

Déjeuner et dîner

Le même principe de réduction des niveaux de consommation de sodium qui s'applique pour le petit déjeuner vaut également pour le déjeuner et le dîner. Les choix alimentaires doivent ignorer les aliments transformés qui ont de grandes quantités de sodium.

Voici quelques exemples de recettes de faible teneur en sodium qui bénéficieront grandement aux patients souffrant d'hypertension artérielle.

Copain de hamburger

Servi avec salade verte, le copain de hamburger peut faire un bon repas pour le déjeuner ou le dîner.

Ingrédients (6 portions)

- 3 gousses d'ail écrasées et pelées

- 1 cuillère à soupe de persil frais, ou ciboulette pour décorer

- 2 carottes moyennes, coupées en morceaux de 2 po

- 1 livre 90 %-maigre hachée

- 10 onces blanc champignons, grands coupés en deux

- 1 gros oignon, coupé en morceaux de 2 po

- 8 onces de blé entier de coude nouilles, (2 tasses)

- 2 cuillères à café séchés thym

- 3/4 c. à thé sel

- 2 cuillères à soupe de farine tout usage

- 1/4 c. à thé de poivre fraîchement moulu

- 1 14 onces peut de bouillon de bœuf réduit en sodium, divisé

- 2 tasses d'eau

- 2 cuillères à soupe de sauce Worcestershire

- 1/2 tasse crème sûre d'allégé

Préparation

Temps de préparation total = 1 heure 20 minutes

J'ai à l'aide d'un robot équipé d'une fixation de la lame en acier, hacher finement l'ail avant d'ajouter les carottes et les champignons jusqu'à ce qu'ils soient finement hachés. Les oignons et les impulsions sont ensuite grossièrement hachés.

Il boeuf cuire dans une grande poêle kN ou faitout à feu moyen-vif, elle a rompu avec une cuillère en bois. Incorporer les légumes émincés, thym, sel et poivre et cuire jusqu'à ce que les légumes commencent à ramollir et les champignons libérer leur jus.

III tout en remuant, ajouter l'eau, 1 1/2 tasses de bouillon, les nouilles et la sauce Worcestershire ; porter à ébullition. Couvrir la poêle ; réduire le feu à moyen et cuire, en remuant occasionnellement, jusqu'à ce que les pâtes soient tendres. Il faudra 8 à 10 minutes.

IV avec le bouillon restant de 1/4 tasse de farine au fouet dans un petit bol et l'ajouter dans le mélange de hamburger tout en remuant. Incorporer la crème sure et laisser mijoter jusqu'à ce que la sauce épaississe. Servir parsemé de persil.

Poulet & soupe d'épinards frais au pesto

Il fait appel à une poitrine de poulet désossée et sans peau ainsi que les épinards et les haricots en conserve.

Ingrédients pour 5 personnes

- 1 grande désossées, sans peau de poulet coupée en quartiers

- 5 tasses bouillon de poulet réduit en sel

- 2 cuillères à café avec 1 cuillère à soupe d'huile extra vierge d'olive

- 1/2 tasse jus de carotte ou de poivron rouge en dés

- 1 grosse gousse d'ail, hachée

- 1 boîte de 15 onces les haricots cannellini ou grandes haricots Nord, rincés

- 1 1/2 c. à thé séché Marjolaine

- 6 onces d'épinards, hachées grossièrement

- Fraîchement moulu poivre au goût

- 1/4 tasse de fromage Parmesan râpé

- feuilles de basilic frais 1/3 tasse légèrement tassée

Préparation

Temps de préparation total = 1 heure

i. chauffer l'huile à 2 cuillères à café dans une grande casserole ou un faitout à feu moyen-vif. Ajouter le jus de carotte/poivron et poulet ; cuire en remuant fréquemment et en tournant le poulet, jusqu'à ce qu'il commence à dorer.

II. ajouter l'ail en remuant et cuire pendant 1 minute. Par la suite, incorporer le bouillon et la marjolaine et l'amener à ébullition à feu vif. Réduire le feu et laisser mijoter pendant environ 5 minutes, en remuant occasionnellement, jusqu'à ce que le poulet soit bien cuit.

III. à l'aide d'une écumoire, retirer les morceaux de poulet et laissez-les refroidir sur une planche à découper propre. Ajouter les épinards et les haricots dans la casserole et porter à ébullition douce. Cuire pendant 5 minutes pour se fondre dans les saveurs.

IV. combiner le reste 1 cuillerée d'huile, le Parmesan et le basilic dans un robot culinaire et le processus tout en ajoutant un peu d'eau et en raclant les côtés si nécessaire jusqu'à une pâte grossière.

v. couper le poulet en petits morceaux. Incorporer le poulet et le pesto dans le pot. Assaisonner de poivre et faire cuire jusqu'à ce que chaud.

Chapitre 7

Dessert

Les recettes suivantes créera des bons desserts qui conviennent le mieux pour les patients hypertendus.

Beurre d'arachide & bretzel truffes

Les truffes au beurre d'arachide-bretzel sont juste le meilleur choix pour rigeant la soif de saveurs sucrées et salées.

Ingrédients pour 20 personnes

- 1/2 tasse croquant beurre d'arachide naturel

- copeaux de chocolat au lait 1/2 tasse

- 1/4 tasse haché finement salés bretzels

Préparation

Temps de préparation total = 2 heures et 15 minutes

i.   mélanger le beurre d'arachide et bretzels dans un petit bol. Ensuite, faites refroidir pendant 15 minutes au congélateur pour la rendre ferme.

II.   faire rouler le mélange de beurre d'arachide 20 boules (environ 1 cuillère à café chaque). Placer sur une plaque à pâtisserie recouverte de papier de cire et congeler jusqu'à ce que très ferme pendant environ 1 heure.

III.   Retirer les balles congelés et les rouler dans du chocolat fondu. Réfrigérer jusqu'à ce que le chocolat est défini, environ 30 minutes.

Croustilles de chou frisé

Ingrédients pour 4 personnes kale,

- 1 gros bouquet, les tiges dures enlevés et feuilles déchirées en morceaux.

- 1 cuillerée d'huile d'olive extra vierge

- 1/4 c. à thé sel

Préparation

Temps de préparation total = 50 minutes

i.   Placer les grilles dans le tiers supérieur et le centre du four et préchauffer le four à 400° F.

II.   dans un grand bol, saupoudrer la kale avec de l'huile et les saupoudrer de sel. À l'aide de vos mains, massage de l'huile et le sel sur les feuilles de chou frisé pour enrober uniformément. Remplir les grandes plaques à pâtisserie bordés d'une couche de chou frisé, en s'assurant que les feuilles ne se chevauchent pas.

III.   faire cuire au four jusqu'à ce que la plupart des feuilles sont croquants, 8 à 12 minutes au total.

Chapitre 8

40 super-aliments qui abaissera naturellement votre pression artérielle

L'hypertension artérielle peut être combattue par un certain nombre de méthodes qui incluent la détente, pratiquer régulièrement un sport, dormir plus, prendre des médicaments tous les jours et la modification des habitudes alimentaires.

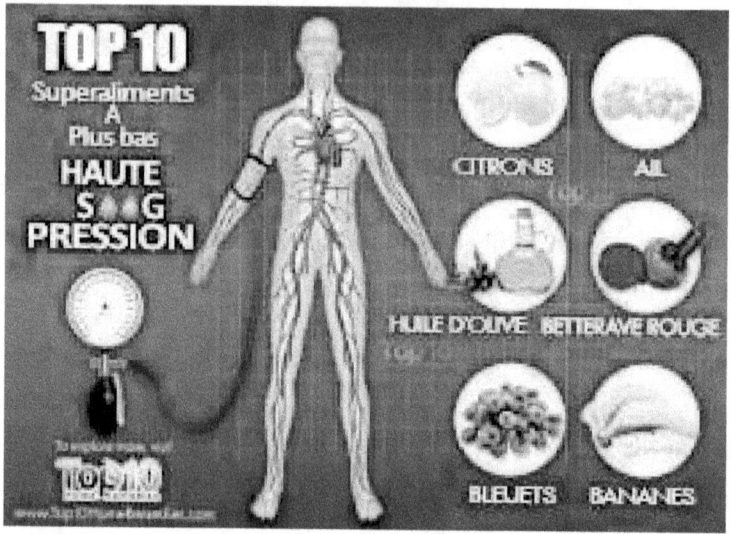

Fig : Certains les superaliments pour faciliter la gestion de l'hypertension artérielle

Modification des habitudes alimentaires est peut-être le plus difficile de tous. Toutefois, il doit être fait pour améliorer votre santé cardiovasculaire et à augmenter la durée de vie. Il existe de nombreux aliments qui peuvent aider à diminuer la pression artérielle naturellement.

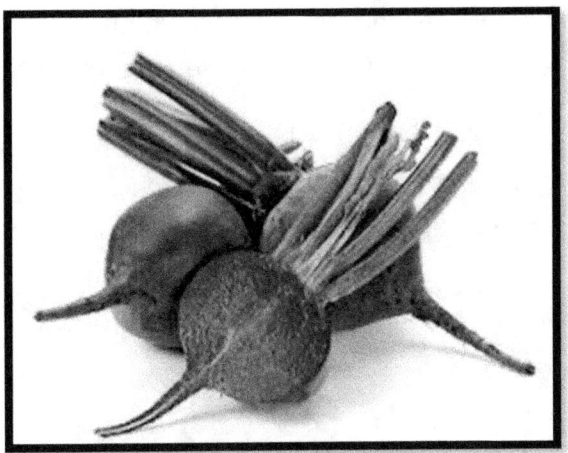

1.

betterave contient des nitrates et nitrites qui peuvent être converties en oxyde nitrique dans le corps. L'oxyde nitrique signale les cellules des parois de vos artères pour se détendre et de se ramollir. L'effet est qu'il améliore la vasodilatation et abaisse la pression artérielle.

2. yaourt est une bonne source d'éléments nutritifs comme le potassium, de magnésium et de calcium qui permettent de maintenir votre tension artérielle en échec.

3. l'ail contient de l'allicine, un composé qui réduit significativement la tension artérielle élevée de soufre. Une étude a indiqué que l'ail est aussi efficace que les médicaments prescrits après 24 semaines.

4. poisson huile contient des acides gras oméga-3 qui sont extrêmement bénéfiques pour la santé du système cardiovasculaire humain. Les graisses oméga-

3 ont été trouvés à efficace vu que chez les personnes présentant une hypertension préexistante.

5. noix de cajou et les amandes sont riches magnésium protège contre la tension artérielle et des complications associées.

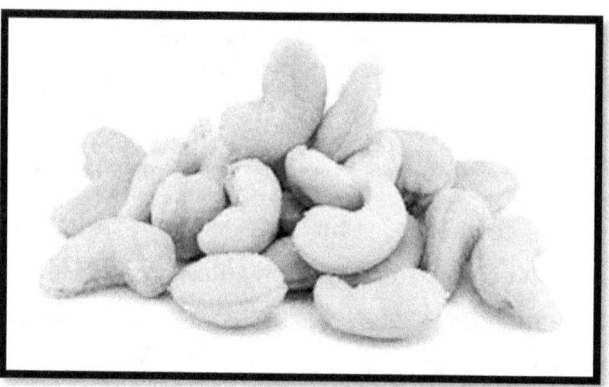

Fig : noix de cajou

De nombreuses études ont montré que remplacer le manque de magnésium grandement réduit l'hypertension artérielle.

6. kale est encore un autre Super et déborde de vitamines, minéraux, antioxydants et autres composés connus pour aider à prévenir les maladies. Le chou est particulièrement riche en magnésium et potassium, une combinaison associant fortement pour abaisser des niveaux de tension artérielle dans l'hypertension artérielle.

7. Stevia, un édulcorant naturel contient le stévioside composé actif qui a été trouvé pour diminuer la pression artérielle systolique de 8,1 % et la pression artérielle diastolique de 13,8 % après que trois mois d'étude participants qui avaient une pression artérielle élevée.

8. curcuma contient un ingrédient actif appelé curcumine qui a de puissants effets anti-inflammatoires dans le corps.

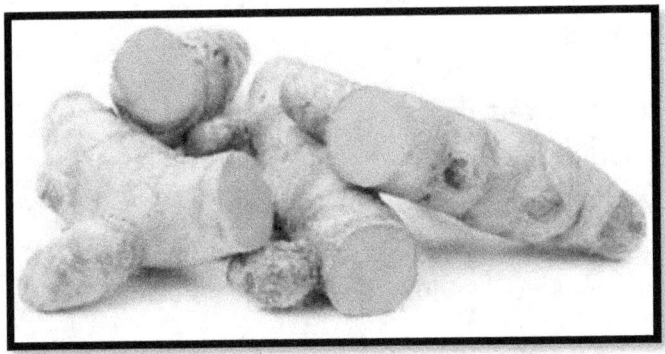

Fig : Curcuma contient de la curcumine qui protège contre l'hypertension artérielle

Curcumine a été trouvée pour améliorer les niveaux de flux de sang s'apparente à des personnes qui l'exercent trois fois par semaine avec succès. Les bienfaits de la curcumine sur la pression artérielle et la circulation sanguine sont liés à l'oxyde nitrique semblable à ce que nous avons noté avec la betterave.

9. le thé vert est chargé avec des antioxydants et puissants composés. Un tel composé est catéchine qui améliore la circulation sanguine et la pression artérielle. Consommant deux tasses de thé vert chaque jour conduira à une augmentation de 40 pour cent de diamètre artériel, réduisant ainsi la pression artérielle.

10. tomates ont démontré par des recherches pour aider avec les problèmes de tension artérielle. Il est préférable de manger des tomates à proximité de brutes, sans beaucoup de traitement ou de cuisson pour obtenir le meilleur d'entre eux.

11. café vert conserve l'acide chlorogénique qui a un court terme bénéficier en aidant le flux sanguin. Une étude montre que le café vert réduit la pression artérielle et fréquence cardiaque d'environ 8 % et cela est conservé uniquement pour 12 semaines.

12. l'épinard est un légume qui regorge de nutriments et d'antioxydants qui aident l'organisme à réparer les dégâts causés par le stress.

13. extra vierge huile d'olive est peut-être l'huile plus sain au monde. Elle est riche en acides gras monoinsaturés de coeur de l'environnement et des antioxydants phénoliques.

Hypertension artérielle

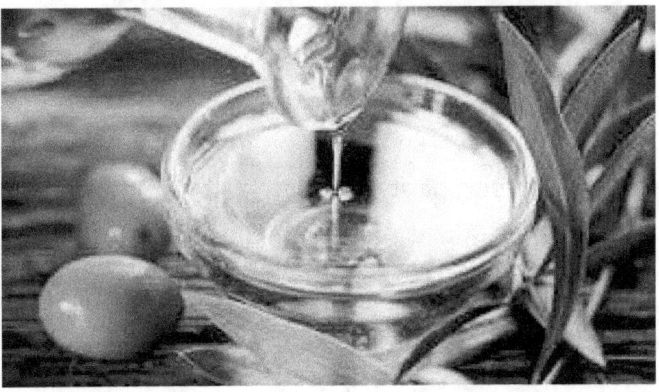

Fig : l'huile d'Olive protège contre les maladies cardiaques

L'huile réduit les crises cardiaques, accidents vasculaires cérébraux et la mort d'une stupéfiante de 30 %. Huile d'olive pourrait donc réduire le besoin de médicaments contre l'hypertension.

14. hibiscus thé également connu sous le nom roselle ou aigre thé contient des anthocyanes et est éprouvée pour réduire l'hypertension artérielle. Une étude a révélé que consommant une grande tasse de thé d'hibiscus avant le petit déjeuner chaque jour pendant 4 semaines est associé à des réductions de 11 % dans la réduction de la pression systolique et de 12,5 pour cent dans la pression artérielle diastolique.

15. raisins secs sont une fantastique collation entre les repas. Raisins secs ont une grande quantité de potassium qui est bon pour le coeur. Pour profiter des

avantages de santé maximum de potassium, manger les raisins bruts et naturels sans sucres ajoutés.

16. les grenades sont une bonne source de nitrates relaxant artère peut abaisser la tension artérielle et améliorer les autres marqueurs de santé cardiaque.

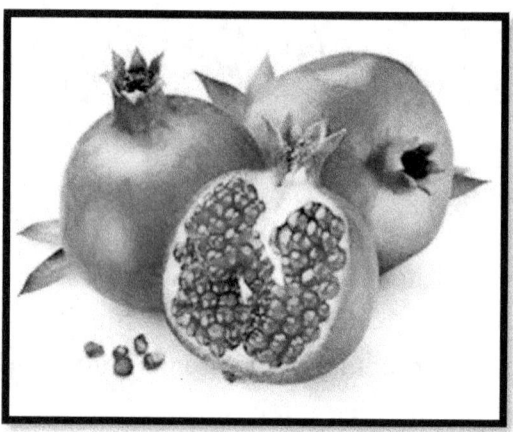

Fig : Grenades aident à relaxer les artères

Artères détendues sont douces et élastique donc ils ne causent pas de résistance à l'écoulement de sang. Prendre le jus de Grenade par jour pendant 2 semaines peut réduire sensiblement la pression artérielle systolique et diastolique.

17. pommes de terre et patates douces sont riches en potassium qui fonctionne en tandem avec le sodium pour régler l'activité électrique du cœur. Études effectuées indiquent qu'une consommation accrue de potassium réduit de manière significative

l'hypertension artérielle à l'exception de ceux atteints d'insuffisance rénale chronique.

18. les champignons contiennent un ingrédient actif appelé ergothioneine, un antioxydant puissant qui aide à protéger les cellules artérielles des dommages oxydatifs.

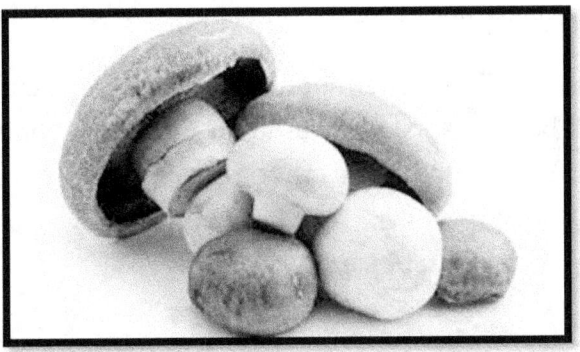

Fig : Champignons contiennent ergothioneine qui prévient l'hypertension artérielle

ERGOTHIONEINE apparaît pour protéger et préserver l'oxyde nitrique qui est fondamentale à la pression et le débit sanguin sain.

19. chocolat contiennent des flavonoïdes qui aident à inhiber l'enzyme (ACE), ce qui réduit la tension artérielle de conversion de l'angiotensine. Les chocolats vraiment sombres (avec jusqu'à 85 % cacao) contiennent 25 à 40 grammes de flavanols.

20. fermentés aliments contiennent une vitamine pas si commune appelée ménaquinone ou vitamine K2

qui améliore la santé vasculaire. Les aliments avec la plus grande quantité de vitamine K2 sont des produits d'origine animale tels que les produits laitiers, viande et oeufs jaunes ainsi que les aliments fermentés comme la choucroute, le natto et miso. Vitamine K2 inhibe la progression de la rigidité artérielle, qui à son tour préserve la santé cardiovasculaire.

21. les aliments fermentés fournissent également des bactéries de l'intestin avec des probiotiques. Bactéries de l'intestin en bonne santé ont été liés pour abaisser la tension artérielle par une réglementation de rein.

22. le hareng, le saumon et autres espèces de poissons gras sont bon pour le coeur car ils sont de bonnes sources de coenzyme Q10 (CoQ10) aussi appelés ubiquinone. L'ubiquinone est un antioxydant et est bon pour les cellules qui sont impliqués dans la circulation sanguine d'où conduisant à des niveaux de tension artérielle saine. Ces types de poissons sont également de bonnes sources de gras oméga-3 et de potassium qui sont bons pour le cœur.

23. la spiruline est bleue - vert type d'algue qui se développe dans l'eau douce et salée a été montré pour abaisser la pression artérielle.

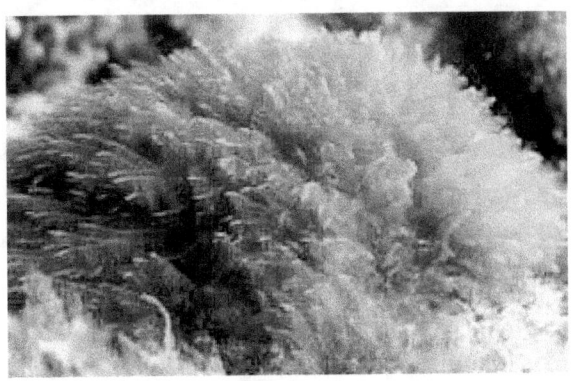

Fig : La spiruline est un super et est connue pour protéger contre les maladies cardiaques

La spiruline contient des niveaux élevés de la signalisation molécule l'oxyde nitrique qui aide à améliorer la santé cardiovasculaire et à prévenir l'hypertension artérielle. Spiruline ainsi peut être utilisée que par des personnes ayant une pression artérielle élevée à abaisser la tension artérielle.

24. les pommes contiennent des niveaux élevés d'oligomères procyanidoliques (OPC) qui sont en mesure d'aider la circulation sanguine saine, améliorer la santé des veines et de réduire la tension artérielle. Un bon exemple de l'OPCs est quercétine qui abaisse la tension artérielle.

25. oignons sont également de bonnes sources d'oligomères procyanidoliques qui peut aider les patients hypertendus pour abaisser la tension artérielle. Les oignons peuvent être combinés avec d'autres aliments comme l'ail et huile d'olive qui

sont aussi un coeur en santé et soutiennent la circulation sanguine saine.

26. les pruneaux sont bonne nourriture naturelle pour le maintien de la tension artérielle saine. Pruneaux est connus pour réduire le taux de mauvais cholestérol abaissant efficacement la pression artérielle.

27. le Natto est un produit de soja fermenté qui apparaît comme le fromage. Le soja est tout d'abord bouilli et ensuite fermenté avec Bacillus subtilis natto et peuvent être servis avec des aliments tels que les salades et les choux. Nattokinase, l'ingrédient actif du natto est un remède naturellement pour hypertension artérielle. Toutefois, les personnes qui ont été mis sur le Coumadin, un sang amincissement médicaments ne devraient pas consommer natto.

28. graines de lin peuvent être écrasés et consommés avec des céréales de petit déjeuner pour maintenir la tension artérielle saine.

Fig : Graine de lin est très utile dans la gestion de la pression artérielle

Graine de lin contient deux types d'acides gras essentiels à savoir les graisses oméga-6 et acide alpha-linolénique, le précurseur des acides gras oméga-3.

29. avocats contiennent les acides gras monoinsaturés sains tels que les acides gras oméga-3 qui stimulent la production d'oxyde nitrique. L'oxyde nitrique maintient les artères dilatées correctement et contrecarre l'action vasoconstrictrice de stress qui peuvent causer de l'hypertension artérielle.

30. pommes de terre contiennent un composé appelé kukoamine qui peut potentiellement diminuer la pression artérielle.

31. wakame, un type d'algue populaire au Japon est bon pour la santé du cœur.

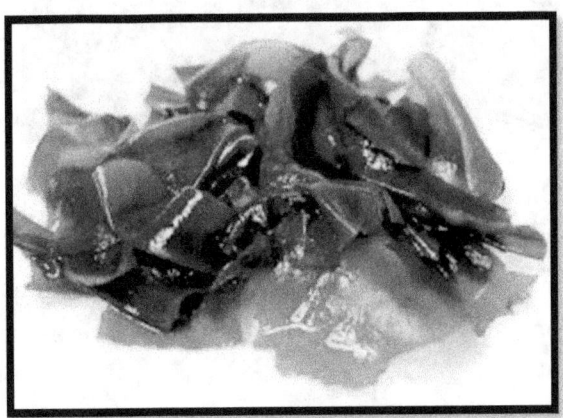

Fig : Wakame est courant au Japon et est utile pour les personnes souffrant d'hypertension

Il a été indiqué que prendre environ 3 grammes de wakame séchée sur une période de quatre semaines ont permis de réduire la pression artérielle systolique par jusqu'à 14 points et de la pression artérielle diastolique de jusqu'à 5 points.

32. Ecklonia cava, une algue comestible de rouge-brun asiatique, a été découvert pour contenir des composés végétaux naturels qui aident à dilater les vaisseaux sanguins et agir comme un remède naturel pour l'hypertension artérielle.

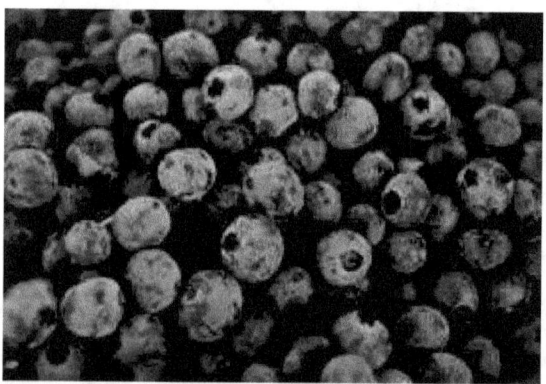

33. Blueberres ont des niveaux élevés d'antioxydants qui aide vraiment la santé cardiaque et la tension artérielle saine. Bleuets peuvent être une option bon petit déjeuner pour les personnes souffrant d'hypertension artérielle.

34. les haricots verts sont une bonne source de vitamine C, de fibres et de potassium qui sont bons pour votre cœur et fera baisser votre tension artérielle.

35. les carottes sont une bonne source d'antioxydants et de potassium qui sont deux grands partisans de la tension artérielle normale.

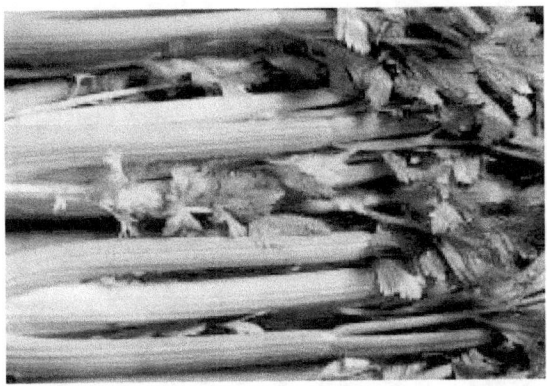

36. céleri contient apigénine qui possède des propriétés qui favorisent la détente des vaisseaux sanguins et l'abaissement de la tension artérielle. Céleri, sous toutes ses formes agira donc comme un remède naturel pour l'hypertension artérielle.

37. pois sont une bonne source de vitamines et d'acide folique, soutien cardiovasculaire dans l'ensemble, ce qui les rend un aliment idéal pour prévenir l'hypertension artérielle.

38. la papaye est une source de vitamine C, acides aminés et potassium que tous contribuent à un coeur sain et des niveaux inférieurs de la pression artérielle.

39. les kiwis peuvent aider à maintenir la tension artérielle ne devienne un problème.

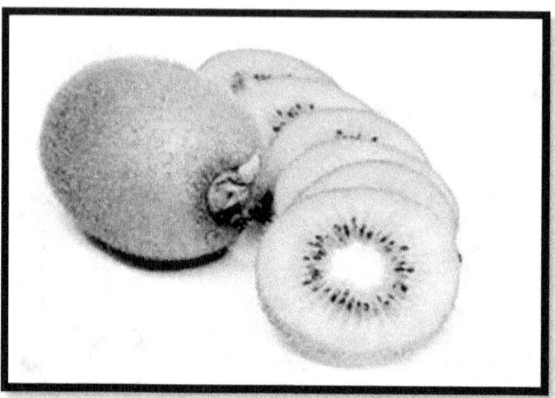

Fig : Kiwis a de nombreux avantages, y compris la prévention de l'hypertension

Les recherches démontrent que manger trois kiwis un jour sera protéger les individus contre l'hypertension artérielle.

40. la pastèque est un fruit merveilleux et contient L-citrulline qui aide à détendre les artères menant à abaisser la tension artérielle.

41. les patates contiennent de glutathion, un antioxydant qui peut protéger contre l'hypertension artérielle, crise cardiaque et accident vasculaire cérébral.

Chapitre 9

Bonus de recettes de jus

En utilisant les superfoods aux côtés d'autres fruits et légumes nutritifs, les patients hypertendus peuvent bénéficier de recettes de jus naturels qu'abaisser la pression artérielle et prévenir les maladies cardiaques indésirables.

Les suivants sont de bons exemples d'extraction des recettes qui font baisser la pression artérielle.

Jus de betterave céleri pomme

Ingrédients

- 1 betterave

- 4 tiges de céleri

- La moitié un gingembre pouces

- 1 petite pomme

Directions

i. laver tous les légumes.

II. Gardez la peau sur les légumes et la pomme autant que possible.

III. jus et profiter.

Antioxydant suprême

Ingrédients

- 1 tasse de bleuets frais

- 1 tasse (environ 5) fraises fraîches

- 2 tasses pelées et hachées grossièrement mangue

- 1/4 tasse d'eau

Préparation

i. combiner les bleuets, fraises, mangue et l'eau dans un mélangeur.

II. le mélange tout en raclant parfois les côtés jusqu'à consistance lisse.

III. filtrer le jus et, si vous le souhaitez, mince avec de l'eau supplémentaire.

IV. conserver au réfrigérateur jusqu'à 2 jours (secouer avant de servir).

Lever du soleil de curcuma

Ingrédients

- 2 pommes moyennes

- 3 carottes moyennes

- 3 grandes tiges de céleri

- 1 pouce de gingembre

- 2 citrons (pelées)

- 2 poires moyennes

- 6 pouces du curcuma racine

Préparation

Traiter tous les ingrédients en centrifugeuse, agiter ou remuer et servir.

Chapitre 10

Techniques de détente

Techniques de relaxation font partie des moyens naturels à travers lequel les gens peuvent gérer hypertension artérielle. Les gens pourront découvrir ces techniques pour les aider à se détendre et faire face au stress.

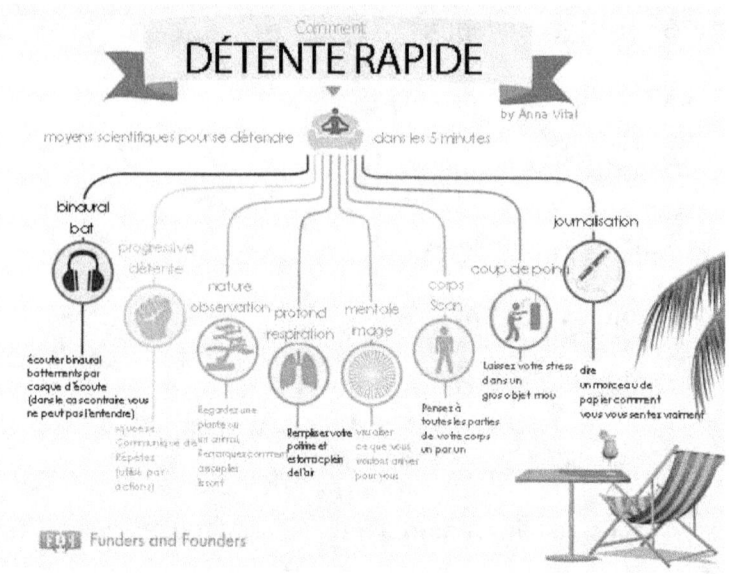

Fig : Techniques de Relaxation qui aideront à éloigner du stress et maintiennent santé artérielle

Le stress est une cause majeure de la vasoconstriction et l'hypertension artérielle. Techniques de relaxation généralement aident les gens à composer avec le stress quotidien et au stress causé par les autres problèmes de santé tels que des douleurs.

Nous rappelons que les techniques de relaxation ne concernent pas seulement bénéficiant d'un passe-temps ou la tranquillité d'esprit. En détendant, personnes bénéficient d'un procédé qui diminue les effets du stress sur le corps et l'esprit.

Techniques de relaxation sont soit gratuites ou peu coûteuses et peuvent se faire à peu près n'importe où.

Apprendre les techniques de relaxation de base est assez simple. Les techniques ne sont pas associés à des risques majeurs.

Nous avons un regard sur les techniques de relaxation qui peuvent être d'une grande utilité pour les personnes souffrant d'hypertension artérielle.

- Relaxation autogène fait usage de ces deux images et de sensibilisation pour réduire le stress du corps. Autogène dans ce cas signifie que c'est quelque chose qui vient de l'intérieur de vous.

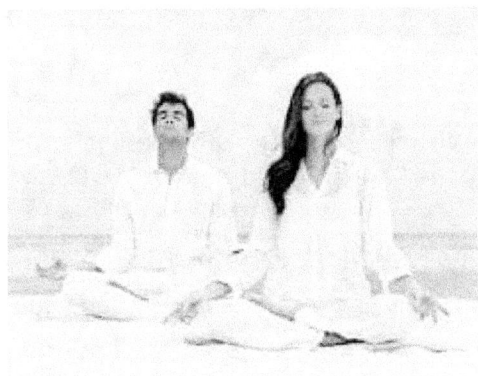

Figue : Les exercices de respiration Autogenic

Une illustration de comment les œuvres de technique sont imaginer un cadre paisible et magnifique et puis en se concentrant sur contrôlée, respiration de détente. Vous pouvez répéter des mots ou des suggestions vous avez conçus dans votre esprit à se détendre et réduire les tensions musculaires. Les effets sont que le rythme cardiaque ralentit et vous ressentez des sensations physiques différentes, tels que la détente chaque bras ou une jambe un.

- Visualisation implique la formation d'images mentales qui vous introduira dans une situation ou un endroit calme et apaisant.

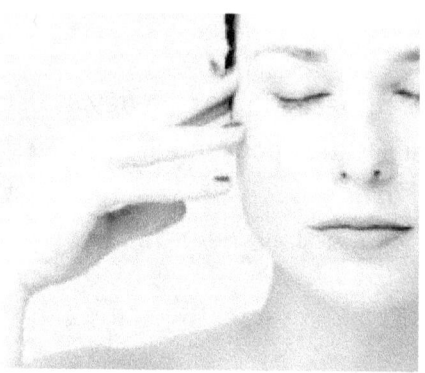

Fig : Techniques de visualisation de ramener la paix d'esprit

Il est recommandé que lors de visualisation, vous devriez essayer d'utiliser comme plusieurs sens que vous le pouvez, y compris les sens de l'odorat, sonore, de la vue et toucher. Par exemple, lorsque vous imaginez vous détendre face à l'océan, penser à l'odeur de l'eau salée de l'océan, le bruit des dernières vagues et la chaleur du soleil sur votre peau.

- La méditation est la pratique de la mise au point sur un objet ou un point unique de sensibilisation.

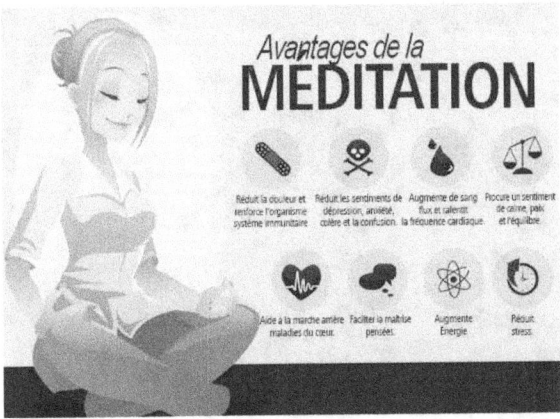

Fig : Avantages de la méditation notamment à améliorer la circulation sanguine

La pratique régulière de la méditation peut donner vous calme et unicité, tranquillité d'esprit, la paix intérieure, bonheur et stabilité émotionnelle, une clarté accrue, meilleure concentration et focus, vitalité accrue et rajeunissement, amélioration de la mémoire et capacité d'apprentissage.

Méditation diminue les effets négatifs du stress, l'anxiété et la dépression. Ce faisant, la méditation conduit à une réduction de la probabilité de subir un coeur maladies connexes.

- Yoga est une discipline commune qui permet aux gens de pratiquer la méditation comme exercice. Le type d'yoga que vous choisissez à la pratique est tout à fait une préférence individuelle.

Hypertension artérielle

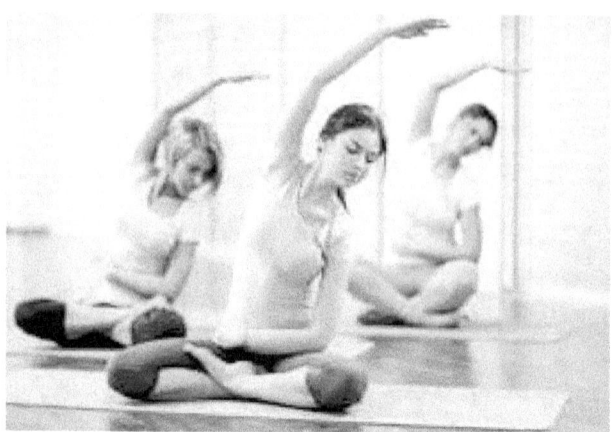

Fig : Yoga est la fois un type d'exercice qui profite du système cardiovasculaire et de relaxation

Les différences se situent en effet que certains soutiennent les postures plus longtemps alors que d'autres traversent les postures plus rapides. Une piste de styles sur l'alignement du corps, d'autres se distinguent dans le rythme et la sélection de postures, de méditation et de réalisation spirituelle.

Vous devez donc choisir le style de Yoga dépendant des besoins psychologiques et physiques individuels. Dans notre cas, des styles d'yoga qui mettent l'accent sur l'aide a gérer une pression artérielle élevée.

Autres types de techniques de relaxation sont :

- Biofeedback

Hypertension artérielle

- Hypnose

- Massage

- La respiration profonde

- Tai chi

- Musique et art thérapie

Dans l'ensemble les avantages de détente aux patients de l'hypertension artérielle sont :

un) abaissant la pression artérielle

b) ralentir votre rythme cardiaque

Réducteur c) l'activité des hormones du stress

d) augmentant le flux sanguin vers les muscles principaux

e) ralentir votre rythme de la respiration

Voir plus de livres de

ARNOLD YATES

Musculation : Comment créer facilement des Muscles et garder de masse en permanence : 10 X vos résultats et construire le Physique que vous voulez.

Régime Atkins : Perdre du poids et se sentir bien, contient des astuces et recettes

Gymnastique pour les débutants : un guide pour la formation de poids de corps débutants

Conclusion

La pression artérielle est peut-être le meilleur indicateur de la santé cardiovasculaire dans l'ensemble. Personnes souffrant d'hypertension artérielle sont souvent un risque significativement plus élevé de maladie rénale chronique, insuffisance cardiaque, d'AVC et dommages aux artères qui peut provoquer des infarctus.

Gestion et prévention de l'hypertension artérielle n'est pas une option. Les deux tâches appellent pour comprendre les causes et la prise de décisions intelligentes sur facteurs sous votre contrôle.

La mesure la plus efficace et durable pour la prévention et la gestion de l'hypertension est à travers des changements de style de vie. Il n'est toutefois pas une tâche facile par rapport à une pilule à éclater.

Peut-être la chose la plus importante est que vous devez trouver la motivation personnelle et la détermination nécessaire pour voir à travers les changements de mode de vie nécessaires. Mieux vaut prévenir que guérir.

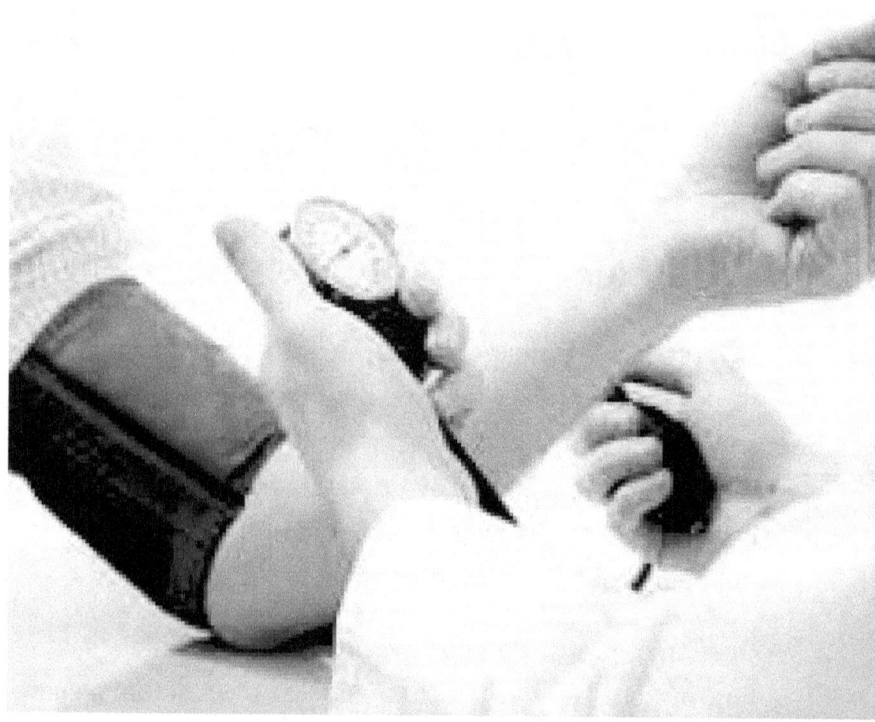

Fig : Vérifie régulièrement la pression artérielle aidera à prévenir l'hypertension artérielle

Enfin, des visites régulières chez votre médecin seront assurera que le diagnostic précoce et la gestion de l'hypertension artérielle. Les visites chez le médecin devraient être faites même si vous vous sentez en bonne santé. Le médecin vous aidera à identifier les facteurs de risque dans la situation que vous ne pas avoir cette maladie et recommander des changements de style de vie pour prévenir l'apparition. N'oubliez pas que l'hypertension artérielle est aussi dénommé le tueur silencieux puisqu'il peut passer inaperçu pendant très longtemps.